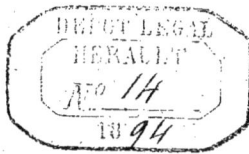

RECHERCHES

SUR

LA PRATIQUE DU SALAGE

ET SUR

LA SALURE NATURELLE DES VINS

PAR

François TURIÉ

Pharmacien de 1re classe
Préparateur à l'École Supérieure de Pharmacie de Montpellier
Lauréat de la même École
Lauréat de l'École de plein exercice le Médecine et de Pharmacie de Toulouse

PARIS

LIBRAIRIE J.-B. BAILLIÈRE ET FILS

Rue Hautefeuille, 19,

Près le Boulevard Saint-Germain

—

1894

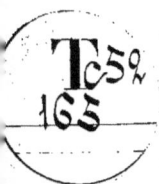

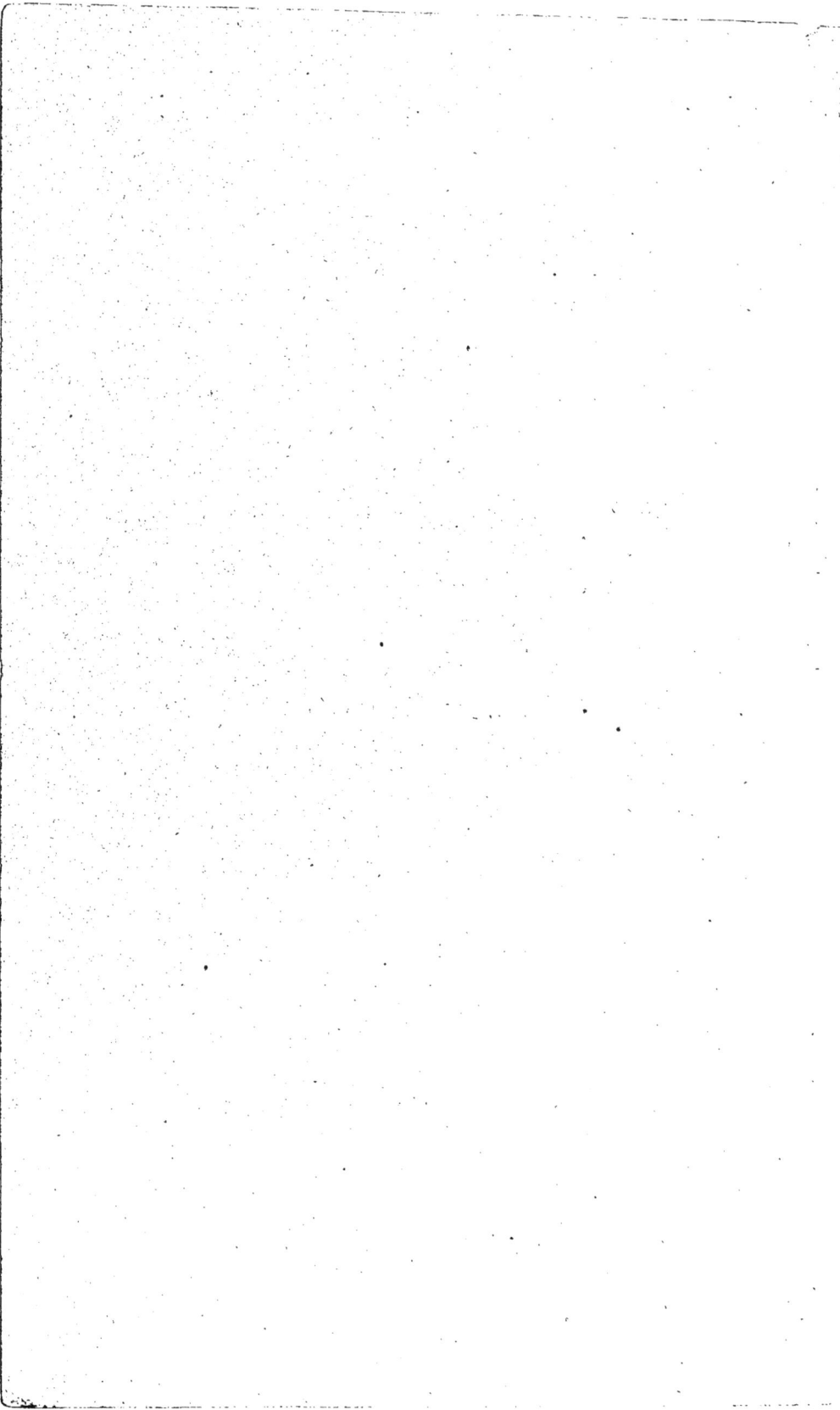

RECHERCHES

SUR

LA PRATIQUE DU SALAGE

ET SUR

LA SALURE NATURELLE DES VINS

MONTPELLIER, TYPOGRAPHIE ET LITHOGRAPHIE CHARLES BOEHM.

RECHERCHES

SUR

LA PRATIQUE DU SALAGE

ET SUR

LA SALURE NATURELLE DES VINS

PAR

François TURIÉ

Pharmacien de 1re classe
Préparateur à l'École Supérieure de Pharmacie de Montpellier
Lauréat de la même École
Lauréat de l'École de plein exercice de Médecine et de Pharmacie de Toulouse

PARIS

LIBRAIRIE J.-B BAILLIERE ET FILS

Rue Hautefeuille, 19,
Près le Boulevard Saint-Germain

1894

A MES PARENTS

A MES AMIS

F. TURIÉ.

A MES MAITRES

F. TURIÉ.

L'idée de cette étude m'a été inspirée par M. le professeur Astre, chargé du cours de Chimie minérale, Directeur du Laboratoire de Recherches chimiques. Si elle a quelque valeur, c'est à lui qu'en revient le mérite. M. Astre m'a dirigé avec l'habileté et le dévouement qu'on lui connaît. Ma reconnaissance et mon respect lui sont acquis.

Les avis de mon maître, M. le professeur Gay, m'ont été d'un précieux secours. Dans son laboratoire si hospitalier j'ai trouvé constamment toutes les ressources nécessaires à mes études. Qu'il me permette de lui témoigner ici toute ma gratitude, et qu'il veuille bien croire à mon profond respect ainsi qu'à mon sincère attachement.

Je suis grandement reconnaissant à MM. les professeurs Jeanjean et Massol de l'intérêt qu'ils m'ont montré et des conseils éclairés qu'ils m'ont prodigués sans cesse.

Je n'oublierai pas non plus de rendre hommage à la générosité avec laquelle M. le Directeur de la Compagnie des Salins du Midi a mis entre mes mains les matières qui m'ont permis d'effectuer mes recherches : raisins, vins, plants de vignes...

Mon oncle, M. Léon Ferrer, pharmacien de 1re classe à Perpignan, Chevalier de la Légion d'Honneur, a guidé mes premiers pas dans la carrière pharmaceutique ; je dois à son expérience beaucoup des détails pratiques qui figurent dans ce travail : je ne saurais omettre, au terme de mes études, de l'en remercier sincèrement.

RECHERCHES

SUR

LA PRATIQUE DU SALAGE

ET SUR

LA SALURE NATURELLE DES VINS

INTRODUCTION

Cette étude se divise en deux parties :

La première traite du salage, au point de vue historique, ainsi qu'au point de vue de son action sur le dépouillement, la conservation, l'intensité de coloration des vins (Je dis aussi un mot des autres causes d'introduction de chlore dans les vins).

Je cite ensuite les moyennes admises par les auteurs et les tolérances de la loi pour le chlorure de sodium dans les vins.

Les procédés de dosage de cet élément, en particulier les procédés rapides qu'ont fait naître les lois sur le salage, sont ensuite exposés et critiqués.

2

Dans la seconde partie on trouvera d'abord l'histoire des vignes plantées dans les sables marins.

Puis, on verra les chiffres fournis par le dosage du chlorure de sodium dans quelques vins qui en proviennent. L'origine de ce sel y est aussi expliquée.

Je fais enfin connaître les quantités de magnésie et de sulfates contenues dans ces mêmes vins.

PREMIÈRE PARTIE

I.

Du salage et des autres modes d'introduction de chlore dans les vins.

La pratique du salage paraît avoir été aussi anciennement usitée que celle du plâtrage. Dans certains de nos départements du Midi de la France il n'était même pas rare autrefois de voir ces deux opérations s'effectuer simultanément : nos ancêtres ajoutaient volontiers à la vendange une pincée de chlorure de sodium en même temps qu'une poignée de sulfate de chaux.

Le salage s'effectue de deux manières fort peu différentes : on suspend, dans un premier cas, un sachet de sel dans le moût en fermentation ; on mêle du sel, dans un second cas, aux substances destinées au collage.

Il serait banal d'indiquer ici les avantages que l'on recherche par cette addition. Personne n'ignore aujourd'hui que le chlorure de sodium paraît diminuer la solubilité des matières albuminoïdes et extractives par suite d'une réaction chimique encore inconnue, et que son action favorise, en tout cas, celle du collage, et hâte la clarification. L'expérience a appris de plus que la saveur du vin se trouve aussi augmentée et que celui-ci devient désormais moins sujet à tourner et à s'aigrir.

« Quant à l'action que le chlorure de sodium peut exercer sur

»la couleur, dit *M. Degrully* [1], elle est beaucoup moins bien éta-
»blie, aucune expérience directe et précise n'ayant jamais été
»citée à ce sujet.»

Cette étude ne manque pourtant point d'intérêt, car quelques
viticulteurs ont cru remarquer, d'une part, que les vins salés
prennent volontiers un éclat plus brillant; d'autres, qu'ils manifestent parfois, à la longue, une tendance plus grande à jaunir.

Désireux de m'éclairer sur ce point, j'ai opéré de la façon suivante : 2 échantillons d'un même vin rouge ont été répartis ainsi
qu'il suit : l'un a servi de témoin, l'autre a été additionné de
10 gram. de sel marin par litre. Les flacons, hermétiquement
bouchés et cachetés à la cire, afin de les soustraire à toute
influence étrangère, ont été conservés couchés dans une demi-
obscurité.

Au bout de deux mois, le vin salé à 10 gram. était bien plus
limpide que le vin type.

Je les ai examinés comparativement à l'aide du colorimètre de
Dubosq : *l'intensité de coloration de l'échantillon type étant* 7,2,
celle de l'échantillon salé a été 8.

Ce résultat est peu concluant : d'abord parce qu'il est unique;
puis, parce que, pratiquement, on ne peut additionner un vin
d'une aussi forte quantité de chlorure de sodium. Il semble toutefois indiquer que le sel avive, au moins légèrement, la couleur
des vins.

La plupart des avantages dont il a été question étaient offerts
autrefois par le plâtrage ; mais lorsqu'une circulaire du 17 juillet
1880 abaissa à 2 *gram. par litre la tolérance pour le sulfate de potasse*
dans les vins, un grand nombre de vignerons se mirent à saler
leurs récoltes. De tels abus furent même commis dans cette voie,
que les Pouvoirs publics s'en émurent bientôt et qu'un règle-

---

[1] *Progrès viticole*, 92, pag. 241.

ment de l'Administration des Douanes, mis en vigueur le 1ᵉʳ octobre 1890, défendit l'entrée et la circulation en France de tout vin contenant plus *de* 1 *gram. de chlorure de sodium par litre.*

A côté de ces deux causes d'introduction directe de chlorures dans les vins (la recherche d'un dépouillement plus rapide et d'une conservation mieux assurée), il en est quelques autres qui doivent être signalées ici :

PLATRAGE. — Le plâtrage lui-même a été quelquefois la cause indirecte, et souvent ignorée, du salage d'un vin. Il est notoire, en effet, que certains gypses sont riches en chlorure de sodium, si bien que, loin de donner de la fertilité à la terre, ils peuvent, au contraire, dans certains cas, devenir nuisibles à la végétation.

DÉPLATRAGE. — L'évaluation du plâtrage se fait en dosant le sulfate de potasse ; aussi, quelques industriels, désireux de faire jouir leurs vins des bienfaits du plâtrage tout en se mettant à l'abri des poursuites, ont-ils bientôt essayé de masquer cette opération en précipitant l'excès de ce sel. C'est le chlorure de baryum qu'on employa d'abord dans ce but : la conséquence secondaire de son usage fut l'introduction dans le vin d'une quantité de chlorure de potassium en rapport avec celle du sulfate de potasse éliminé :

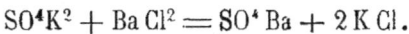

$$SO^4K^2 + Ba\,Cl^2 = SO^4\,Ba + 2\,K\,Cl.$$

Quand fut promulguée la loi sur le salage, il fallut recourir à l'emploi d'autres sels. Le nitrate, le carbonate et le tartrate de ce métal furent tour à tour en honneur ; puis on substitua le strontium au baryum, et on aboutit généralement à l'usage du tartrate de strontiane.

ADDITION D'ACIDE CHLORHYDRIQUE. — On eut aussi l'idée, à la même époque, d'ajouter aux vins des acides minéraux dans le but d'aviver leur couleur et de relever leur acidité : toutes les fois qu'on s'adressa à l'acide chlorhydrique on augmenta naturellement leur teneur en chlore total. Le chlore ajouté ne se trouvait plus désormais à l'état de composé salin, mais à l'état d'acide chlorhydrique libre. La fraude était facile à découvrir : son règne fut de courte durée.

Est il utile d'indiquer aussi qu'on a parfois salé les vins pour augmenter le poids de leur extrait et pour dissimuler le mouillage? Dans quelques cas exceptionnels, du chlorure de sodium a pu, en outre, être introduit accidentellement dans un vin pendant une traversée en mer.

II.

Moyennes admises par les auteurs pour les chlorures dans les vins naturels ; tolérances de la loi.

Les moyennes admises par les auteurs pour le chlorure de sodium dans les vins purs ne sont pas bien élevées :

Dans les diverses analyses qui figurent dans les Dictionnaires de *Wurtz, Baudrimont...* on n'accuse guère que des traces de chlorures.

Pour *Ch. Girard*[1], un vin naturel renferme rarement plus de $0^{gr},10$ de chlorure de sodium par litre, et on peut admettre qu'*un vin en renfermant plus de $0^{gr},20$ a subi l'opération du salage.*

L'*Agenda du chimiste*[2] indique comme très rare une quantité supérieure à $0^{gr},10$, *même si le vin a été récolté sur des terrains salés.*

D'après *Nessler*[3], la quantité d'acide chlorhydrique (calculée

---

[1] *Documents sur les falsifications des matières alimentaires*, pag. 150.

[2] 1893, pag. 891.

[3] Cité d'après PONTES et RUYSSEN : *Traité de la vigne et de ses produits.*

en chlore) contenue dans un litre de vin est toujours comprise entre $0^{gr},02$ et $0^{gr},025$ [1], et *même sur les côtes de la mer elle ne dépasse jamais $0^{gr},06$* [2].

Ressler [3] croit que cette assertion doit être rectifiée : il en a trouvé $0^{gr},054$ [4] dans un vin d'Erfurth, produit sur un sol gypseux ; tous les vins de Hongrie analysés par lui renfermaient plus de $0^{gr},06$ [5] de chlore par litre.

Portes et Ruyssen [6], tenant compte de cette observation, adoptent le maximum de $0^{gr},10$ [7] par litre. Ils font toutefois remarquer qu'aucun des vins naturels français, italiens, espagnols, examinés dans leur laboratoire, ne leur a fourni un chiffre aussi élevé.

Viard [8], ayant eu entre les mains un vin naturel d'Algérie contenant $0^{gr},207$ de chlorure de sodium, élève à $0^{gr},30$ la limite admise pour les vins naturels.

Robinet [9] s'exprime ainsi, SANS TOUTEFOIS MENTIONNER DE CHIFFRES : «Les vignes qui avoisinent la mer et dont le sol est imprégné »de chlorure de sodium en absorbent des quantités assez consi- »dérables sans aucune décomposition».

La loi française, enfin, *déclare falsifié par addition de sel marin et fait saisir tout vin qui contient plus de 1 gram. de chlorure de sodium par litre.*

On verra plus loin combien toutes ces quantités sont inférieures à celles que j'ai trouvées dans des vins faits par moi-même.

---

[1] C'est-à-dire ; entre $0^{gr},032$ et $0^{gr},041$ de chlorure de sodium.

[2] C'est-à-dire : $0^{gr},098$ de chlorure de sodium.

[3] In *mittheilungen der K K Chemish. Physiologischen Versuchstation für Wein und Obstbau*, Heft IV, 15.

[4] C'est-à-dire : $0^{gr},088$ de chlorure de sodium.

[5] C'est-à-dire : $0^{gr},098$ de chlorure de sodium.

[6] *Traité de la vigne et de ses produits*, tom. II, fascicule 1, pag. 519.

[7] C'est-à-dire : $0^{gr},16$ de NaCl.

[8] *Traité général de la vigne et des vins*, pag. 891.

[9] *Manuel pratique d'analyse des vins*, pag. 202.

III.

Dosage des chlorures dans les Vins.

Le chlore s'évalue dans les vins en chlorure de sodium, NaCl. Son dosage ne présentait, au point de vue pratique, qu'un médiocre intérêt jusqu'au jour où le salage devint une opération fréquente et où les lois en restreignirent l'usage. Les chimistes eurent dès lors à l'effectuer souvent, et, à côté des méthodes rigoureusement classiques, on vit naître un certain nombre de modifications plus rapides inspirées par le désir de satisfaire à l'impatience du commerce.

Je crois devoir placer dans cette étude une exposition sommaire et une critique raisonnée de tous ces modes opératoires.

Les méthodes classiques consistent à doser les chlorures dans les cendres préparées à basse température, soit par précipitation à l'état de chlorure d'argent et pesée, soit par titrage volumétrique au moyen du nitrate d'argent et du chromate jaune de potasse (*Mohr*), ou au moyen du nitrate d'argent, du sulfocyanate d'ammoniaque et d'un sel ferrique (*Volhard*).

Cette dernière méthode a été naguère adoptée en Amérique par *l'Association des Chimistes agricoles officiels* [1]. Elle est indiquée par l'*Agenda du Chimiste*.

DANS LE 1er CAS, on épuise les cendres par l'eau distillée, et on précipite le chlore par le nitrate d'argent en présence d'acide nitrique :

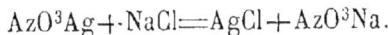

$$AzO^3Ag + NaCl = AgCl + AzO^3Na.$$

Le poids du chlorure d'argent, multiplié par 0,407, donne celui du chlorure de sodium qui lui correspond.

[1] *The pharmaceutical Era*, n° 8, 8 décembre 1891.

Dans le 2ᵉ cas, on prend les eaux qui ont servi à épuiser les cendres (eaux qui doivent êtro neutralisées) ; on les additionne de quelques gouttes d'une solution concentrée de chromate de potasse et on y verse, à l'aide d'une burette graduée, de la liqueur titrée de nitrate d'argent, jusqu'à ce qu'une goutte fasse apparaître la coloration rouge-brique due à la formation de chromate d'argent. Les chromates ne sont, en effet, précipités par le nitrate d'argent qu'autant qu'il n'y a pas, dans le liquide, de chlorures solubles.

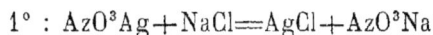

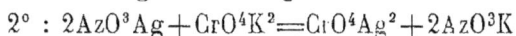

$$1° : AzO^3Ag + NaCl = AgCl + AzO^3Na$$
$$2° : 2AzO^3Ag + CrO^4K^2 = CrO^4Ag^2 + 2AzO^3K$$

La liqueur couramment usitée contient par litre 8ᵍʳ,50 de nitrate d'argent pur. 1 centim. cube correspond à 0ᵍʳ,002923 de NaCl.

Dans le 3° cas (emploi de la méthode *Volhard*), on s'appuie sur l'action produite, même en milieu acide, par le sulfocyanate d'ammonium sur le nitrate d'argent d'une part :

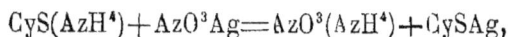

$$CyS(AzH^4) + AzO^3Ag = AzO^3(AzH^4) + CySAg,$$

sur les sels ferriques d'autre part.

La première réaction donne lieu à la formation d'un précipité blanc ; la seconde produit une coloration rouge-sang : celle-ci n'apparaît que lorsque tout l'argent a été précipité.

Les dissolutions nécessaires sont : une dissolution normale d'azotate d'argent, une dissolution équivalente de sulfocyanate d'ammonium et une dissolution d'azotate ferrique renfermant environ 2 gram. de peroxyde de fer (Fe^2O^3) par 100 centim. cubes.

Solution d'argent. — On fait dissoudre 17 gram. d'azotate d'argent pur dans 1,000 centim. cubes d'eau distillée. 1 centim. cube = 0ᵍʳ,00585 de NaCl.

Solution de sulfocyanate d'ammoniaque. — Une solution décinormale doit contenir par litre 7^{gr},6 de sel pur. Mais, comme ce sel est très hygrométrique, on en prend une quantité supérieure qu'on fait dissoudre dans un litre d'eau. On en verse goutte à goutte à l'aide d'une burette graduée, et jusqu'à ce qu'apparaisse la couleur rouge, dans 25 centim. cubes de liqueur d'argent étendus d'eau et additionnés d'un demi-centim. cube d'azotate ferrique.On ramène ensuite au titre voulu par le procédé habituel.

Mode opératoire. — Pour effectuer le dosage, on verse un excès connu de nitrate d'argent dans une solution nitrique qui a servi à épuiser les cendres du vin. On filtre. On ajoute au filtratum 1 centim. cube d'azotate ferrique, puis goutte à goutte du sulfocyanate jusqu'à teinte rouge. On détermine ainsi l'excès d'azotate d'argent ajouté, et une simple soustraction permet de connaître la quantité qui a été précipitée par les chlorures du vin.

On a objecté à toutes ces méthodes, que, pendant l'incinération, l'acide sulfurique, et même l'acide tartrique libre décomposent les chlorures et font diminuer, par suite, le chiffre qui leur correspond. M. *Blarez* [1] a constaté le fait en expérimentant sur de gros vins rouges fortement plâtrés et fortement salés venus d'Alicante ou des régions espagnoles voisines. On a fait remarquer, en outre, que l'incinération peut par elle-même devenir une cause de perte de chlorures par volatilisation,à moins qu'elle ne soit très bien conduite, et qu'on n'ait soin d'atteindre à peine le rouge sombre.

M. *Viard* (pag. 894) conseille la modification suivante : on neutralise le vin par la soude caustique jusqu'à ce que le papier de tournesol prenne une teinte violacée; on évapore, on incinère à basse température, et, lorsqu'il ne se dégage plus de vapeurs odorantes, on lave le charbon à l'eau bouillante......

Au point de vue de leurs avantages réciproques, la méthode

[1] *Bulletin de la Société de Pharmacie de Bordeaux,* avril 1890.

pondérale est évidemment la plus exacte ; la méthode de *Mohr*
lui est supérieure en rapidité[1] et n'exige que l'emploi d'une
solution titrée très facile à obtenir ; quant à la méthode plus
compliquée de *Volhard*, elle présente sur celle-ci l'inconvénient
de demander l'usage de deux liqueurs titrées dont une ne peut
s'obtenir par simple pesée et dissolution. Elle permet, il est vrai,
d'opérer en milieu acide, mais lorsqu'il s'agit des cendres d'un
vin, cet avantage ne paraît guère précieux[2].

L'incinération d'un vin est une opération longue et délicate ;
les auteurs que je vais citer maintenant ont cherché à obtenir
des résultats plus rapides en agissant sur le vin lui-même, décoloré ou non, au préalable, par des substances sans action sensible
sur les chlorures.

Le premier en date, M. Blarez[3] a indiqué le *modus faciendi*
suivant :

Procédé Blarez : 50 centim. cubes environ de vin sont traités d'abord par un mélange de 5 gram. de noir animal et de
5 gram. do bioxyde de manganèse, puis par $0^{gr},25$ environ de
carbonate de chaux. On filtre. On prélève, au moyen d'une
pipette, 20 centim. cubes du filtratum (qui est encore légèrement coloré), on les verse dans un ballon de 150 à 200 centim.
cubes d'eau, et on effectue le dosage par la méthode de *Mohr*.
Le nombre de centimètres cubes de la liqueur argentique employé
est ensuite diminué de la quantité nécessaire pour obtenir le
virage au rouge avec de l'eau distillée traitée par les mêmes
quantités de noir animal et de bioxyde de manganèse.

Procédé Roos : A la même époque, M. Roos[4] a indiqué une

[1] Il en est de même d'ailleurs de celle de Volhard.
[2] Si, en effet, on a jugé à propos d'épuiser les cendres par une liqueur acide,
il est bien facile de la neutraliser avant d'effectuer le dosage.
[3] *Bulletin de la Sociëté de Pharmacie de Bordeaux*, avril 1890, pag. 112.
[4] *Journal de Pharmacie et de Chimie*, 15 avril 1890.

marche analytique dans laquelle il évite de décolorer le vin et s'appuie pour effectuer le dosage sur un principe nouveau. Ce principe est le suivant : Quand on verse une solution de ferro-cyanure de potassium dans une solution de nitrate d'argent, il se produit un précipité blanc. Une goutte chargée de ce précipité et déposée sur une plaque de porcelaine, ou mieux sur du papier Berzélius, ne bleuit quand on la mouille d'une solution de fer, que si on a mis un excès de ferrocyanure.

« Pour faire le dosage des chlorures dans les vins rouges ou »blancs, dit l'auteur, on préparera deux solutions titrées de nitrate »d'argent nitrique à 5 % et de ferrocyanure de potassium se satu-»rant exactement. Les solutions *décime-normales* conviennent »parfaitement.

»A 20 centim. cubes de vin, par exemple, on ajoute un excès »de la solution d'argent et 2 centim. cubes d'acide nitrique, puis »on cherche avec le ferrocyanure la quantité d'argent inutilisée »par les chlorures.

»On ajoute peu à peu le ferrocyanure, en faisant de temps en »temps une tache avec l'essai sur du papier Berzélius et en por-»tant sur cette tache une goutte de sulfate ferreux (*Le sulfate »ferreux donne mieux, soit parce que le ferrocyanure devient par-»tiellement ferricyanure, soit parce que le sulfate ferreux se trans-»forme en sulfate ferrique. Dans tous les cas, on évite la colora-»tion noire des sels ferriques avec le tannin des vins*).

»La tache reste rouge tant qu'il n'y a pas un excès de ferro-»cyanure et devient nettement bleue dès que la saturation est un »peu dépassée.

»Le milieu nitrique dans lequel on opère prévient d'autres »précipitations que celle des chlorures tout en restant sans action »sur le ferrocyanure d'argent formé.

»Les chiffres qu'on obtient sont un peu inférieurs à ceux que »donnent les méthodes rigoureuses. Cela tient sans doute à ce

»qu'il faut une quantité assez forte de ferrocyanure en excès pour »obtenir la coloration bleue indiquant le terme de la réaction.

»On pourrait par tâtonnements déterminer la quantité néces-»saire de la solution de ferrocyanure et l'adopter une fois pour »toutes comme correction. »

Procédé Sinibaldi et Combe[1] : Ces auteurs utilisent la solu-bilité du chlorure d'argent dans l'ammoniaque.

Le vin est d'abord décoloré au moyen d'un mélange de carbo-nate de chaux, de bioxydes de plomb et de manganèse, et d'une faible proportion de carbonate sodique. On filtre : le filtratum est neutre ou légèrement alcalin. On l'additionne d'un excès d'une solution de nitrate d'argent, et on redissout le chlorure d'argent formé par une liqueur étendue d'ammoniaque.

Cette liqueur est titrée au moyen d'un vin salé à 1 gram. par litre et décoloré, de telle façon que 10^{cc} dissolvent juste la quantité de chlorure d'argent précipité par le vin à 1 gram. de chlorure de sodium. Si le vin contient une quantité supérieure à 1 gram., il restera un excès de chlorure d'argent non dissous, et le liquide sera trouble.

Procédé Gondoin[2] : L'auteur a cherché à établir pour les chlorures une formule analogue à celles de *Marty* et de *Girard* pour les sulfates. Le réactif indicateur est le chromate de potasse. Toutefois, ce sel ne s'emploie plus ici en solution, mais sous la forme d'un papier imbibé, avec un pinceau, d'un soluté à 10 %. Pour éviter l'action altérante de l'air et de la lumière, on conserve ce papier dans un bocal jaune, soigneusement fermé. L'essai se pratique sur 10^{cc} de vin au moyen de 4^{cc} d'une solution de nitrate d'argent à $7^{gr},25$ %. Ces 4^{cc} correspondent dans ces

[1] *Moniteur scientifique*, mars 1891.
[2] *Journal de Pharmacie et de Chimie*, juillet 1891.

conditions à 1 gram. de chlorure de sodium par litre de vin. On procède à la touche sur le papier au chromate de potasse.

CRITIQUE GÉNÉRALE.

Je juge inutile de faire remarquer que tous ces procédés n'atteignent pas une exactitude parfaite : les auteurs qui les proposent le confessent, et ne vantent que leur rapidité. Il faut, à notre tour, reconnaître que, à ce point de vue, ceux qui n'offrent pas d'autres désavantages peuvent rendre des services dans toutes les circonstances où la rigueur n'est pas une qualité indispensable. Leur inexactitude provient généralement de ce qu'ils ne tiennent pas compte de l'action exercée sur le nitrate d'argent par les matières organiques que contiennent les vins : acides, glucose...

MM. Sinibaldi et Combe ont le grave tort de recourir à l'emploi d'une liqueur dont le titre peut s'abaisser, par volatilisation de l'ammoniaque, tant dans le flacon que pendant la durée de l'analyse elle-même. De plus, les précautions à prendre (les auteurs les indiquent eux-mêmes) sont d'une délicatesse extrême: «Il faut opérer rapidement la dissolution du chlorure d'argent, »car il se produit à la fois un phénomène chimique, réduction, »et un phénomène physique, une sorte de cohésion, qui rendent »le chlorure d'argent beaucoup plus difficilement soluble si l'on »attend un certain temps ». Ces auteurs veulent « permettre à »tout acheteur ou négociant, même n'ayant pas de connaissances »chimiques, de reconnaître si son vin est trop chloruré », et, pour cela, ils placent entre ses mains un réactif délicat dont n'usent pas volontiers les chimistes les plus habiles ! J'ai encore un regret à exprimer, celui de ne pas trouver dans leur mémoire les proportions de chacun des éléments de la poudre qu'ils proposent.

La formule de *M. Gondoin* permet d'apprécier, dans les cas non douteux, si un vin est ou n'est pas salé, ou s'il est sursalé.

M. Blarez applique aux vins, pour le dosage des chlorures, une méthode connue et éprouvée, avec laquelle sont familiarisés tous les chimistes. L'exactitude qu'elle peut ainsi atteindre dans les analyses de vins est suffisante dans beaucoup de cas.

M Roos, faisant appel à un autre principe [1], évite la décoloration préalable, mais emploie deux solutions titrées dont l'une n'est généralement pas en usage dans les laboratoires. Son réactif indicateur est moins sensible que le chromate de potasse [2]; et d'ailleurs les dosages volumétriques *faits à la touche*, passent, à juste titre, pour plus délicats que les dosages volumétriques *directs avec réactif indicateur*.

En résumé : si un choix m'était imposé entre toutes ces méthodes rapides, j'opterais pour celle de *M. Blarez*, celle de *M. Roos* venant immédiatement après.

Marche suivie par l'auteur [3] : Pour tous les dosages dont les chiffres figurent plus loin, j'ai adopté le *modus faciendi* suivant : 100 centim. cubes de vin chauffés à 70° environ sont traités par excès de nitrate d'argent, puis fortement acidifiés par l'acide nitrique. On dissout ainsi toutes les combinaisons d'argent autres que le chlorure. On porte à l'ébullition, que l'on maintient tant que le précipité n'est pas absolument blanc. On filtre, lave, calcine et pèse...

Il est indispensable d'ajouter le nitrate d'argent avant l'acide nitrique, car, à chaud, cet acide forme avec les chlorures solubles du chlorure de nitrosyle volatil Il y aurait, par conséquent, dans ce cas, perte de chlore.

---

[1] On a déjà vu que M. Roos opère en milieu acide pour éviter les précipitations par le nitrate d'argent autres que celle des chlorures.

[2] Dans les conditions, au moins, où il se place.

[3] Ce procédé est celui qu'indique M. le Professeur Jeanjean dans son cours de chimie analytique, à l'École de Pharmacie de Montpellier.

SECONDE PARTIE

I.

Vignes dans les sables marins.

Lorsque l'invasion phylloxérique vint ravager nos vignobles, on chercha des moyens capables de les soustraire à ses attaques ou de leur permettre de prospérer malgré elle. C'est dans cet ordre d'idées qu'il convient de ranger, d'une part, la plantation des vignes d'Europe dans les sables, et, d'autre part, l'introduction des cépages américains.

Dès que se firent sentir les premières attaques du fléau, on reconnut, en effet, que les *sables* en général, et plus spécialement les *sables marins*, exercent une action préservatrice contre le phylloxera sur les vignes qui y sont établies (On savait déjà que la vigne peut prospérer dans des terrains relativement riches en chlorure de sodium, à l'encontre de bien d'autres cultures pour lesquelles l'abondance de cet élément est une cause de mortalité).

Ce n'est pas que nos ancêtres n'aient déjà eu l'idée d'utiliser dans une certaine mesure, pour la production des vins, les terrains sablonneux qui avoisinent la mer (Il y a, en effet, à Aiguesmortes (Gard) des vignes qui ont plus de 50 ans d'existence). Mais jamais on ne s'était avancé avec autant de hardiesse si près des eaux salées qu'on l'a fait depuis l'apparition du phylloxera ; jamais surtout on n'y avait créé des exploitations aussi vastes que celles qu'on y voit aujourd'hui.

Les causes de l'action insecticide que le sable exerce sur le phylloxera paraissent avoir été suffisamment indiquées par *M. Vannuccini*[1]. *M. Foëx*[2] estime, en tout cas, que la théorie de cet auteur renferme au moins une grande part de vérité.

M. Vannuccini fait d'abord justice des hypothèses dans lesquelles on place l'explication recherchée dans l'action délétère du sel pour l'insecte, dans les blessures que peuvent lui occasionner les aspérités du sable, dans l'influence d'un sol facilement mobile et permettant au système radiculaire un renouvellement plus facile et un développement plus aisé ; il ajoute ensuite : «L'opinion la plus accréditée était enfin que le sable ne permet »pas la pénétration et la propagation du phylloxera à son inté- »rieur, à cause de la ténuité et de la mobilité de ses particules, »qui n'auraient pas laissé de passages suffisants à l'insecte.»

Par une série de mesures micrométriques prises sur les grains de sable, sur les intervalles qui les séparent et sur les insectes à divers âges, *M. Vannuccini* démontre que les vides qui existent dans le sable sont assez larges pour laisser circuler les jeunes phylloxera, mais insuffisants pour que les phylloxera adultes puissent passer.

«Une fois, dit-il, que les jeunes phylloxera fixés sur les racines »de la vigne, et se nourrissant de leur substance, auront atteint »peu à peu les dimensions ci-dessus, ils seront forcés de déplacer »autour d'eux quelques grains de sable ; dans cette position, le »sable les touchera de tous côtés, et entre les grains et l'insecte, »il n'y aura plus que des interstices capillaires ou des vides très »réduits. Mais si, à ce moment, on suppose que l'eau provenant »d'une pluie, ou introduite dans le sol par imbibition ou par fil- »tration, pénètre dans le sable, voilà que l'insecte ainsi que ses

---

[1] *Étude des terres où la vigne indigène résiste au phylloxera* (*Messager agricole*. 10 septembre 1888).

[2] *Cours complet de viticulture*, chap XXII.

»œufs se trouveront entourés d'une couche d'eau persistante qui
»gênera considérablement leur respiration. Si cet état se prolonge
»d'une façon quelconque, soit que l'eau continue à pénétrer dans
»le sol, soit que son évaporation soit empêchée, on comprend
»que l'insecte et ses œufs souffriront fortement et pourront
»périr.

»Ces vues théoriques sur le rôle de l'eau ont été confirmées
»par l'expérience. . . . »

M. Vannuccini explique ensuite comment l'eau peut agir plus
facilement dans les sables, très rapidement pénétrés, et dans
toute leur masse, par les pluies, que dans les terres argileuses.
Il fait remarquer enfin que les terrains sablonneux qui possèdent
un plan d'eau peu profond et dont la saturation par les pluies
devient, par suite, plus prompte, sont ceux où la résistance est
la mieux assurée.

Il serait téméraire de dire que les vignes ainsi plantées dans les
sables marins ne peuvent atteindre une grande longévité : l'exemple de celles d'Aiguesmortes s'élève, jusqu'à un certain point,
contre une pareille opinion, et les créations nouvelles, plus voisines de la mer, sont trop récentes pour qu'il soit permis de
présumer de leur sort. L'expérience, qui ne nous a pas jusqu'ici
suffisamment éclairés sur ce point, nous a appris cependant que
de telles plantations sont exposées à un certain nombre d'accidents
par suite de l'influence des vents marins qui grillent les feuilles,
ou qui, en entretenant l'humidité, favorisent le développement
des maladies cryptogamiques ; enfin, les points bas peu élevés
au-dessus du plan d'eau salée sont exposés dans le Midi, en temps
de sécheresse, à l'action du *salant*. Dans une de ces parties j'ai
pu remarquer, à la fin de l'été torride que nous venons de tra-
verser, des feuilles jaunies (beaucoup même avaient disparu ou ne
s'étaient pas développées), des raisins ridés, quelques rares souches mortes.

J'emprunte à *M. Foëx* la définition et l'explication suivante du
salant : «On applique, dans le midi de la France, le nom de *salant*
»au phénomène qui donne naissance aux *sansouïres*, surfaces
»stérilisées par l'accumulation du sel dans les couches supérieures
»du sol. L'eau salée située à une faible profondeur, s'élève par
»capillarité à travers le sol jusqu'à la surface, où elle s'évapore
»en déposant du sel. L'ascension de l'eau salée se faisant au fur
»et à mesure de son évaporation, il se produit en été, où les pluies
»ne tombent pas en assez grande quantité pour dissoudre le sel
»et l'entraîner vers les couches profondes, une accumulation
»considérable de cette matière qui rend toute végétation impos-
»sible.»

J'ai pu constater que le phénomène inverse (je veux dire le
dessalement du sol) se produit avec une rapidité et une facilité
remarquables. Dans le courant du mois de novembre dernier, j'ai
voulu doser le chlore dans la terre de vignes envahies en été par
le *salant*, et qui m'avaient donné à la vendange, ainsi qu'on le
verra plus loin, des vins d'une richesse étonnante en chlorure de
sodium : à des profondeurs de $0^m,50$, il m'a été impossible de
retrouver la moindre trace de cet élément ; les pluies n'avaient
cependant pas été assez abondantes en automne pour me faire
soupçonner un semblable résultat, surtout dans les points bas où
j'ai opéré.

L'expérience, FONDÉE JUSQU'ICI SEULEMENT SUR LA DÉGUSTA-
TION, a fait soupçonner aux agriculteurs que les terres ainsi
voisines des eaux salées peuvent produire des vins ayant un goût
de sel parfois prononcé, et cela d'autant plus facilement qu'elles
sont moins éloignées des eaux, moins élevées au-dessus de leur
niveau, et que l'été est moins pluvieux. C'est pour cette raison que,
dans certaines grandes exploitations installées sur les sables de
la Méditerranée, il est d'usage de faire fermenter à part les raisins

qu'on y récolte, de crainte que le vin produit ne communique son goût désagréable au reste de la vendange [1].

J'ai voulu vérifier le fondement de ce soupçon et l'opportunité de cette pratique. Le contrôle m'en a paru d'autant plus intéressant que le *fait est catégoriquement nié*, comme on a pu le voir, *par les auteurs récents les plus recommandables*.

J'exposerai dans le chapitre suivant le résultat de mes recherches sur ce sujet.

II.

Des chlorures dans quelques vins récoltés sur les sables marins.

Grâce à la bienveillance de M. le Directeur de la *Compagnie des Salins du Midi*, j'ai pu cueillir moi-même des raisins dans les parties les plus atteintes par *le salant* au Château de Villeroy, près Cette.

Tout en indiquant ci-dessous les chiffres que j'ai trouvés pour le chlorure de sodium dans ces vins, je crois devoir relater rigoureusement toutes les conditions dans lesquelles j'ai opéré, afin que, en les faisant varier, d'autres expérimentateurs puissent observer sous leurs divers aspects les faits que mes recherches ont mis en lumière.

PREMIÈRE EXPÉRIENCE.

Le 15 septembre dernier, j'ai prélevé, dans les circonstances suivantes, quatre échantillons de raisins dans trois vignes différentes aux salins de Villeroy :

L'été avait été exceptionnellement sec et l'action du salant s'était fait sentir sur les souches voisines des eaux salées :

[1] Ce qui arrive surtout quand l'été a été sec.

*Ces souches se faisaient remarquer par l'absence presque com-
lète de feuilles et par des raisins profondément ridés. Les feuilles
ui existaient étaient jaunes et presque sèches. Quelques rares
ouches avaient même péri.*

*Une très petite différence de hauteur entre deux points très
approchés appartenant à une même vigne voisine des eaux salées
ntraînait une différence notable entre la richesse et la beauté de
a végétation* (Voir plus loin les vins A et B).

Toutes les vignes étaient jeunes.

Le plant était du plant français direct.

Les cépages étaient de fins cépages (Clairettes, picpoules...)

*Mes vins sont le produit de la fermentation du grain de raisin
ans la grappe.*

VIN **A**.

Raisins cueillis au bord et presque au niveau d'un étang.
Végétation pauvre : feuilles rares, petites et jaunes.

Cendres................. : $6^{gr},75$ par litre.

Chlorure de sodium........ : $4^{gr},51$ —

VIN **B**.

*Même vigne. Raisins cueillis à 40 mètres environ des
précédents et sur un point plus élevé de 15 centimètres.
Végétation normale.*

Cendres..... .... : $3^{gr},20$ par litre.

Chlorure de sodium .... : $1^{gr},11$ —

VIN **C**.

La vigne est voisine de pièces salées à 20°-22° B environ.
Végétation en souffrance.

Cendres .... : $5^{gr},40$ par litre.

Chlorure de sodium .... : $3^{gr},06$ —

VIN D.

Cet échantillon a été pris au bord d'une pièce salée à 5°-6° B environ.

Cendres................ :   3^{gr},90 par litre.
Chlorure de sodium .... :   2^{gr},17   =

Les vins A et C avaient un goût sensible de sel; de même les raisins qui avaient servi à les obtenir. Je n'ai pu observer le même phénomène avec les vins B et D.

(Je ferai remarquer, en passant, que le poids des cendres dans ces vins s'élève dans les mêmes proportions que celui des chlorures et que, si de ce poids des cendres on retranche celui du chlorure de sodium, il reste un chiffre voisin de ceux qu'on trouve couramment pour beaucoup de vins blancs.)

Devant des chiffres si élevés en contradiction si manifeste avec les moyennes admises jusqu'à ce jour, et même avec les toléran- ces de la loi, j'ai cru intéressant de rechercher si les chlorures avaient été absorbés par la souche dans le sol, ou s'ils avaient été déposés par l'air sur la pellicule.

Deuxième Expérience.

A cet effet, le 28 septembre, j'ai prélevé de nouveaux raisins dans les points mêmes où j'avais pris les précédents, et divisé, cette fois, chacun des échantillons en deux lots : le premier a été mis à fermenter directement ; le deuxième n'a fermenté qu'après lavage préalable à l'eau distillée et dessiccation complète des raisins à l'air.

Les conditions nouvelles de mon expérience ont été les sui- vantes :

Les deux semaines qui se sont écoulées entre les deux récoltes ont été pluvieuses.

Les vignes souffrantes et les raisins maigres ont repris un plus bel aspect. Les feuilles jaunes ont reverdi ; celles qui étaient très petites se sont maintenant développées.

Depuis la dernière pluie le vent marin n'a pas soufflé.

VINS N° 1.

Raisins cueillis au même point que ceux qui ont servi à la préparation du vin A.

Les eaux de lavage *n'ont pas précipité par le nitrate d'argent*

Chlorure de sodium : $\begin{cases} \text{raisins non lavés.....} & 2^{gr},51 \text{ par litre.} \\ \text{raisins lavés........} & 2^{gr},52 \quad — \end{cases}$

VINS N° 2.

Même vigne que pour le vin C.

Les eaux de lavage *n'ont pas précipité par le nitrate d'argent.*

Chlorure de sodium : $\begin{cases} \text{raisins non lavés.....} & 2^{gr},91 \text{ par litre.} \\ \text{raisins lavés........} & 3^{gr},79 \quad — \end{cases}$

VINS N° 3.

La vigne est celle où a été prélevé l'échantillon D.

Les eaux de lavage *n'ont pas précipité par le nitrate d'argent.*

Chlorure de sodium : $\begin{cases} \text{raisins non lavés.....} & 3^{gr},40 \text{ par litre.} \\ \text{raisins lavés........} & 2^{gr},82 \quad — \end{cases}$

VINS N° 4.

Au milieu de la vigne se trouve une pièce d'eau salée.

Les eaux de lavage *n'ont pas précipité par le nitrate d'argent.*

Chlorure de sodium : $\begin{cases} \text{raisins non lavés.....} & 2^{gr},89 \text{ par litre.} \\ \text{raisins lavés........} & 2^{gr},91 \quad — \end{cases}$

Mes recherches infirment, d'une manière éclatante, les moyennes admises jusqu'à ce jour par les divers auteurs et les tolérances de la loi relativement au sel marin dans les vins. Mais je ne sais pas jusqu'à quel point *le fait important* qui en découle *n'est pas un fait isolé*, car je dois, en toute sincérité de cause, indiquer nettement *que je me suis placé dans les meilleures conditions possibles pour trouver dans mes vins des excès de chlorure de sodium*. Une étude dans laquelle on suivrait la décroissance du chlorure de sodium dans de tels vins au fur et à mesure qu'on s'éloigne des eaux salées et qu'on s'élève au-dessus de leur niveau présenterait assurément le plus grand intérêt. N'ayant pu la tenter jusqu'ici, je me borne à apporter quelques autres chiffres qui m'en font soupçonner l'opportunité.

La Compagnie des Salins du Midi a bien voulu, avec la même bonne grâce, mettre à ma disposition trois échantillons de vins qui ne proviennent pas de vignes tout à fait aussi voisines de la mer que celles dont il a été question tout à l'heure, mais *qui représentent plutôt des échantillons moyens de tout le vignoble de Villeroy*, les parties atteintes par *le salant* étant mises à part. Or les quantités de sel marin qui m'ont été révélées par l'analyse de ces vins sont supérieures, sans doute, aux moyennes généralement indiquées par les auteurs, mais ne dépassent pas le chiffre toléré par la loi : $0^{gr},49$, $0^{gr},29$, $0^{gr},12$ *par litre*.

Je crois devoir ajouter, en outre, que dans un vin fait par moi-même et provenant des *salobres* [1] *de Sainte-Marie-la-Mer (Pyrénées-Orientales)* je n'ai trouvé que $0^{gr},05$ *de chlorure de sodium par litre*.

---

[1] On appelle « salobres », dans le Roussillon, des terres voisines de la mer à la surface desquelles se manifestent des « efflorescences » salines.

III.

Des chlorures dans les divers organes des vignes plantées dans les sables marins.

Dans le chapitre précédent, on a vu que les quantités anormales de chlorures contenues dans les vins récoltés sur les sables de la mer ne sont pas déposées sur la pellicule des raisins qui les produisent. J'ai trouvé une preuve directe de leur absorption par le végétal dans le sol, en faisant l'analyse de ces divers organes.

On verra, dans le tableau suivant, à côté des faibles résultats constatés pour des plants prélevés aux environs de Montpellier, ceux, bien plus forts, qui m'ont été fournis par d'autres plants provenant des lieux d'origine de mes vins.

Les chiffres de ce tableau expriment les quantités de chlorure de sodium contenues dans 100 parties de substance desséchée à 100°.

CHLORURE DE SODIUM						
	ÉCHANTILLONS PRIS AUX *Environs de Montpellier*			ÉCHANTILLONS PRIS AUX *Salins du Midi*		
Racines...	Traces.	. . . .	. . . .	0.21	. . . .	0.29	1.10
Tiges.....	Traces.	. . . .	. . . .	0.02	. . . .	0.06	0.13
Branches .	$0^{gr},02$	Traces.	$0^{gr},04$	0.17	. . . .	0.24	0.28
Feuilles ..	$0^{gr},28$	$0^{gr},27$	$0^{gr},32$	1.91	$1^{gr},66$	2.26	2.58

Les vignes plantées dans les sables marins absorbent donc des proportions beaucoup plus élevées de chlorure de sodium que celles qui sont plantées dans les autres terrains :

Les racines en renferment plus que les tiges et les branches, (ce qui est aisé à comprendre étant donné le rôle d'aspiration de la racine).

Les tiges et les branches servent comme de canal, et *d'énormes quantités se trouvent emmagasinées dans les feuilles*, où se produit l'évaporation des liquides qui en sont chargés.

IV.

De la magnésie et des sulfates dans les vins récoltés sur les sables marins.

Il n'est pas, à ma connaissance, que beaucoup d'auteurs se soient occupés de la question de la magnésie dans les vins. C'est d'ailleurs un élément que les chimistes ne dosent pas dans la pratique du laboratoire.

Poggiale[1] fait remarquer, pour les vins des Pyrénées-Orientales, que le plâtre de cette région renferme des quantités notables de sels magnésiens. Il a analysé des vins de Montpellier et des vins des Pyrénées-Orientales, et il indique pour la magnésie les quantités suivantes :

$$\text{Magnésie}\begin{cases} \textit{Vin de Montpellier}\begin{cases} \text{non plâtré} \dots\dots\dots & 0^{gr},066 \; ^\circ/_{oo} \\ \text{plâtré } (2^{gr},99 \, SO^4K^2) .. & 0^{gr},057 \; — \end{cases} \\ \textit{Vin des Pyr.-Or.}\begin{cases} \text{non plâtré} \dots\dots\dots & 0^{gr},137 \; — \\ \text{plâtré } (7^{gr},38 \, SO^4K^2) .. & 0^{gr},512 \; — \end{cases} \end{cases}$$

Portes et Ruyssen[2] conseillent d'accorder une certaine confiance aux chiffres d'un tableau dans lequel ils attribuent à la magnésie les proportions de $0^{gr},08$ à $0^{gr},25$ par litre. Il est bon d'observer, toutefois, que ces mêmes auteurs citent à la page suivante de nombreuses analyses de Filhol portant sur des vins

1 Cité d'après le *Laboratoire municipal*, pag. 78-79.

2 Pag. 521-522.

de la Haute-Garonne, analyses dans lesquelles Filhol n'indique que des traces de chlorure et de phosphate de magnésie.

Robinet[1] donne aussi son avis sur la question ; mais, pas plus que tout à l'heure, IL N'APPORTE DE CHIFFRES A L'APPUI DE SA THÈSE. Je lui emprunte ces quelques mots : «Il est connu que »lorsque du sulfate de magnésie se trouve en présence de chlo-»rure de sodium, il se fait un échange : les bases se déplacent et »il se produit du sulfate de soude et du chlorure de magnésium. »Dès lors pourquoi, dans les vignobles voisins de la mer, dans »les vins contenant des excès de chlorure de sodium, cet échange »ne se produirait-il pas ? »

PROCÉDÉ DE DOSAGE DE LA MAGNÉSIE DANS LES VINS

La magnésie doit se doser dans le résidu de l'incinération du vin : son dosage rentre dans le cas général de la séparation du calcium et du magnésium.

Mais il faut opérer ici sur des solutions forcément très étendues, alors que le vin ne contient jamais que très peu de magnésie. De plus, le phosphate ammoniaco-magnésien[2] a l'inconvénient d'adhé-rer facilement aux parois du vase, et il est parfois pénible de le détacher en entier : or une légère perte peut influer ici considé-rablement sur les résultats.

La modification suivante au procédé habituel a l'avantage d'abréger la durée de l'opération et d'éloigner toute cause de déperdition du précipité :

250 centim. cubes de vin sont réduits en cendres (on a soin d'atteindre à peine le rouge sombre) ; les cendres sont épuisées par de l'acide chlorhydrique très dilué. Au liquide ainsi obtenu on ajoute du chlorhydrate d'ammoniaque, de l'ammoniaque, puis de l'oxalate d'ammoniaque en excès afin d'éliminer le calcium.

[1] Pag. 189.
[2] C'est généralement à cet état que se dose la magnésie.

Le mélange est abandonné 12 heures en lieu chaud, puis filtré ; le précipité est lavé avec soin ; aux liqueurs réunies on ajoute du phosphate de soude. On agite vigoureusement, en évitant de frapper les parois du vase avec la baguette de verre, et on abandonne 12 heures en lieu frais[1] ; puis on décante. On lave le précipité formé avec de l'eau faiblement ammoniacale[2], on le dissout, après filtration, dans 10 centim. cubes d'acide nitrique au dixième, et on porte à un volume qui ne doit pas dépasser 50 centim. cubes.

On neutralise exactement la solution, et on y titre l'acide phosphorique par la méthode bien connue de l'Urane. Du poids trouvé pour cet acide on déduit par le calcul les quantités de magnésie ou de chlorure de magnésium qui lui correspondent.

1 centim. cube d'une solution d'urane qui équivaudrait à $0^{gr},005$ de $Ph^2 O^5$ représenterait $0^{gr},0028$ de MgO ou $0^{gr},0066$ de $Mg\,Cl^2$[3].

J'ai vérifié ce mode opératoire en pesant tout d'abord dans un verre de montre une petite quantité de phosphate ammoniaco-magnésien desséché 3 jours à l'étuve à 100°, et titrant ensuite ce même précipité par l'urane. A 1 centigr. près, j'ai trouvé, dans les deux cas, pour la magnésie des quantités identiques.

L'analyse de mes vins des Salins et de plusieurs autres vins provenant de divers départements du midi de la France, m'a fourni, pour les sels magnésiens, les chiffres que j'ai mis dans les deux tableaux qui suivent :

[1] Dans les dosages de magnésie à l'état de phosphate ammoniaco-magnésien il faut abandonner en lieu frais les liqueurs qui contiennent la magnésie, le phosphate de soude et l'ammoniaque, sans quoi il se précipite en même temps du phosphate de magnésie (Diacon).

[2] L'emploi d'une fiole à jet permet d'enlever avec une petite quantité de ce liquide tout le sulfate de soude qui se trouve mêlé au précipité ou qui peut adhérer au récipient.

[3] Cette solution se trouve dans tous les laboratoires.

VINS DES SALINS

	Vin A'	Vin B	Vin C	Vin D
Chlorure de Sodium...	4.51 ^{gr}°/$_{oo}$	1.11 ^{gr}°/$_{oo}$	3.06 ^{gr}°/$_{oo}$	2.17 ^{gr}°/$_{oo}$
Sels magné-(Magnésie....	0.18	0.05	0.18	0.16
siens { Chlorure de				
évalués en (Magnésium..	0.44	0.13	0.44	0.38
Sulfate de Potasse. ..	moins de 0.50	moins de 0.50	moins de 0 50	moins de 0.50

VINS DE DIVERSES PROVENANCES.

LIEUX D'ORIGINE	CHLORURE de SODIUM	SELS MAGNÉSIENS évalués en	
		Magnésie	Chlorure de Magnésium
Hérault (Pignan)............	Traces.	0.11 ^{gr}°/$_{oo}$	0.27 ^{gr}°/$_{oo}$
— (Ganges)	—	0.03	0.09
— (environs de Montpellier)..	—	0.11	0.27
—	—	0.06	0.16
—	—	0.08	0.19
—	—	Traces.	Traces.
—	—	Traces.	Traces.
—	—	Traces.	Traces.
—	—	0.02	0.06
Gard.................	—	0.01	0.04
Vaucluse.................	—	0.11	0.26
— (Mazan)...........	—	0.11	0.26
Aude.................	—	Traces.	Traces.
Pyr.-Or. (Saint-André).......	—	0.03	0.08
— (Pézilla la Rivière)	—	0.02	0.04
— ..	—	0 01	0.03
— (Salobres de Sainte-Marie)	0 ^{gr},05 °/$_{oo}$	0.09	0.22

Ainsi qu'il est aisé de le voir, *les quantités de magnésie contenues dans les vins des Salins sont un peu supérieures à celles que l'on trouve d'habitude dans les autres vins ; mais il n'est pas permis d'attribuer au magnésium une part importante de leur chlore total* [1] (Encore, observerai-je que le vin B qui renferme 1ᵍʳ,11 de chlorure de sodium ne présente aucune particularité relative aux sels magnésiens).

Les sulfates dans ces vins sont en quantité normale.

---

[1] Il est d'ailleurs à remarquer que le chiffre obtenu en évaluant la magnésie en chlorure de magnésium est, pour tous les vins normaux que je cite, supérieur à celui que l'on obtient en évaluant tout leur chlore en chlorure de sodium.

CONCLUSIONS

Les résultats obtenus dans mes expériences m'amènent aux conclusions suivantes :

I.— *Les vins provenant de vignes plantées dans les sables marins peuvent contenir normalement des chlorures en quantité suffisante pour qu'ils puissent, d'après la loi, passer pour falsifiés par addition de sel marin.*

II. — *Ces chlorures se trouvent dans le grain de raisin et n'ont pas été déposés sur sa pellicule.*

III.— *L'aspect qu'offre la végétation de la vigne n'accuse pas cet état particulier tant que le sel marin ne doit pas être en quantité supérieure à 2 gram. par litre dans les vins qui y seront récoltés*

IV.— *La dégustation ne permet guère, nonplus, de déceler dans le vin une quantité de sel marin ne dépassant pas 2 gram. par litre.*

V. — *Les proportions de magnésie contenues dans ces vins sont un peu plus élevées que celles qui existent généralement dans les vins.*

VI.— *Le chlorure de magnésium n'entre toutefois que pour une part minime dans la somme totale des chlorures.*

VII.— *Si du poids des cendres de ces vins on retranche le poids de leurs chlorures, évalués en chlorure de sodium, il reste un chiffre voisin de celui qu'on trouve d'habitude pour beaucoup de vins blancs.*

VIII. — *Les proportions de sulfates sont normales.*

IX. — *Les divers organes des ceps qui produisent ces vins contiennent aussi des quantités relativement très élevées de chlorure de sodium : les feuilles et les fruits en sont notablement plus chargés.*

X. — *Trois facteurs paraissent faire varier les proportions de sel marin dans ces vins :*

La proximité relative des eaux salées ;
L'élévation du terrain au-dessus de leur niveau ;
La chaleur et la sécheresse.

XI. — *Il semble que le salage a pour effet d'aviver la couleur des vins.*

www.ingramcontent.com/pod-product-compliance
Lightning Source LLC
Chambersburg PA
CBHW071752240925
PP17089400001B/19